DE L'EMPLOI THÉRAPEUTIQUE

DE

LA QUASSINE

SOUS

LES FORMES AMORPHE ET CRISTALLISÉE

PRÉPARÉE

PAR M. ADRIAN

(VOIR OBSERVATIONS)

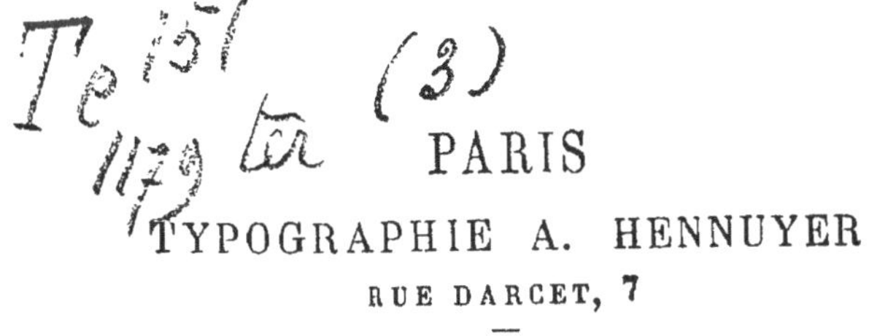

PARIS

TYPOGRAPHIE A. HENNUYER

RUE DARCET, 7

—

1887

DE L'EMPLOI THÉRAPEUTIQUE

DE

LA QUASSINE

SOUS LES FORMES AMORPHE ET CRISTALLISÉE

PRÉPARÉE

Par M. ADRIAN

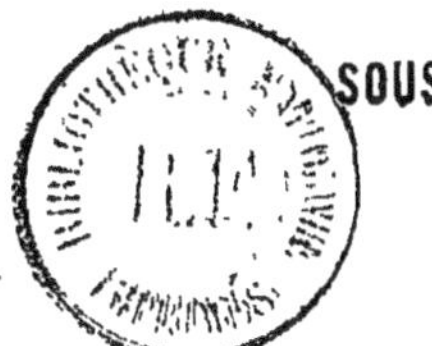

La quassine, principe actif du *quassia amara* ou *bois de Suri-nam*, a longtemps été présentée sous forme extractive plus ou moins impure.

Elle l'est encore aujourd'hui par les maisons peu soucieuses de perfectionnement ou qui ne font des médicaments qu'une affaire commerciale.

Il devait en être autrement pour nous qui avons toujours eu à cœur de bien faire et d'offrir aux médecins les produits les plus purs, bien définis, d'un emploi sûr et d'un résultat aussi satis-faisant que possible.

Après avoir étudié les différents procédés d'extraction qui ont été publiés depuis Viggers jusqu'à Christensen, M. Adrian a été convaincu que les uns ne donnent qu'un produit défectueux et que, suivant les autres, tout en produisant une quassine plus pure, on n'obtient qu'une faible partie du principe amer que contient le bois de quassia.

En effet, les différents procédés employés étaient assez im-parfaits pour ne donner qu'un rendement de 60 centigrammes de quassine impure pour 1 kilogramme de bois.

Le procédé imaginé par MM. Adrian et Moreaux, et dont le compte rendu a été présenté à la Société de thérapeutique, en avril 1883, est beaucoup plus perfectionné et a permis à leurs auteurs d'obtenir 8 grammes de quassine amorphe et 1^g,50 de produit cristallisé.

C'est la quassine amorphe Adrian qui a été expérimentée par le docteur Campardon et le résultat de ces recherches a été résumé dans un remarquable travail paru en 1882 dans le *Bulletin de thérapeutique*. C'est à ce travail que nous emprunterons la plupart des détails et des observations qui vont suivre. Jusqu'à Campardon, l'histoire physiologique de la quassine était très mal connue et on n'en possédait que quelques points traités par Gubler, Buchner, Dubois (de Rochefort), Harrel, Kuntz, Barbier et Krauss. Mais les résultats rapportés par ces différents auteurs avaient été obtenus à l'aide d'extraits concentrés de quassia et tout ce que l'on en pouvait conclure, c'est qu'il devait exister dans cette plante un principe actif très énergique capable d'amener la mort. Les recherches de Campardon, basées sur l'emploi du principe actif après que M. Adrian l'eut obtenu en quantités suffisantes pour en faire un véritable produit pharmaceutique, sont beaucoup plus importantes, car elles constituent un ensemble pharmacodynamique après lequel il y a certainement bien peu à faire.

PROPRIÉTÉS CHIMIQUES.

La quassine cristallisée est un corps appartenant à la classe des glucosides ; elle est blanche, légère, très soluble dans le chloroforme, soluble à froid dans environ 90 parties d'alcool absolu et dans 35 à 40 d'alcool à 80 degrés ; à peine soluble dans l'éther, et dans environ 300 parties d'eau chaude, d'où elle dépose à l'état cristallin par refroidissement.

La quassine incristallisable est très soluble dans l'alcool absolu, plus soluble dans l'éther que la quassine cristallisée, très peu soluble dans l'eau.

PHARMACOLOGIE.

La quassine cristallisée, comme la forme amorphe, se trouve dans toutes les pharmacies et peut servir à fabriquer des médicaments magistraux suivant le désir du praticien. Voici des formules indiquées par Campardon :

Quassine amorphe (Adrian).............. 3 à 5 centigr.
Bicarbonate de soude.................. 50 —

Pour un cachet à prendre avant le repas, en cas de dyspepsie ou toutes les fois où il s'agit d'agir sur les fibres lisses de l'intestin ou de la vessie.

Chez les chlorotiques, Campardon conseille la formule suivante, qui n'est qu'une modification des pilules de Bouchardat :

Fer réduit......................................	10g,00
Extrait de gentiane............................	4 ,00
Quassine amorphe (Adrian).....................	1 ,50 à 2
Rhubarbe......................................	5 ,00

Faites une masse pilulaire pour 80 pilules.

2 à 4 pilules avant le repas.

Les doses de quassine cristallisée ne doivent jamais dépasser 10 milligrammes. Quant à la quassine amorphe Adrian, qui est la forme la plus maniable, on peut atteindre facilement 10 centigrammes.

Pour faciliter l'administration, M. Adrian a fait préparer des DRAGÉES de quassine *amorphe* à la dose de 25 milligrammes par dragée et des GRANULES contenant chacun 2 milligrammes de quassine *cristallisée*.

ACTION PHYSIOLOGIQUE.

Employée à dose élevée, la quassine détermine des phénomènes toxiques qui apparaissent dès que la dose s'élève au-dessus de 15 centigrammes pour la forme amorphe et seulement 15 milligrammes pour la forme cristallisée. Les symptômes observés sont : brûlure de l'œsophage, brûlure circulaire de l'isthme du gosier, striction de plus en plus prononcée de la gorge, céphalalgie frontale surtout à droite, pesanteur et douleur de la région stomacale, nausées, vertiges, troubles de la vue, agitation extrême, impatience fébrile, impossibilité de suivre longtemps un raisonnement, besoin de changer de place, miction fréquente, mais qui diminue peu à peu d'abondance, garde-robes diarrhéiques, puis vomissements. A cela viennent s'ajouter les contractions spasmodiques des muscles de la vie de relation : crampes, qui sont de véritables contractures des muscles de la jambe et de la cuisse.

Pour combattre les effets toxiques de la quassine, le chloral à l'intérieur et le chloroforme à l'extérieur, contre les contractures spasmodiques, ont donné les meilleurs et les plus prompts résultats.

A dose modérée, ce principe active et augmente la sécrétion des glandes salivaires, du foie, des reins et peut-être des glandes mammaires. Il réveille l'action des fibres musculaires du tube digestif, de l'appareil uro-poiétique, du canal excréteur de la bile, augmente la sécrétion des muqueuses et facilite l'excrétion des sécrétions normales.

Chez l'homme malade, comme tonique amer pur, cette substance réveille l'appétit, reconstitue les forces et, grâce à son action sur les fibres musculaires de la vie végétative, facilite les excrétions normales, rend la défécation plus facile et hâte l'expulsion des calculs rénaux et hépatiques.

La quassine, ainsi que l'extrait de bois de *quassia amara* et *simarouba* dont elle est tirée, est mortelle à très faible dose pour les animaux d'ordre inférieur (Schultz, de Spandau).

Chez l'homme sain ainsi que chez l'homme malade, elle détermine, à une certaine dose, une série d'effets toxiques qui rappellent l'action des poisons convulsivants.

APPLICATIONS THÉRAPEUTIQUES.

Nous n'insisterons point sur les causes qui doivent faire administrer la quassine dans toutes les affections si nombreuses où l'action des muscles à fibres lisses est altérée, les faits parlent mieux que la théorie et nous citerons, d'après Campardon, des observations qui démontrent les merveilleux effets obtenus avec ce produit dans bien des cas où la thérapeutique s'était montrée impuissante.

Maladies de l'estomac et de l'intestin.

Comme tonique amer, apéritif, stomachique, le quassia a été donné et, à plus forte raison, la quassine sera donnée dans le *vertigo à stomacho læso* (Trousseau) pour combattre la dyspepsie atonique, la débilité générale, la chlorose, les vomissements spasmodiques (Gubler). Là encore est confirmée, par l'autorité du professeur Gubler, l'influence heureuse de la quassine sur les contractions pathologiques de l'estomac, qui disparaissent pour laisser cet organe reprendre ses fonctions normales ; elle agit également sur les contractions anormales de l'intestin. Elle doit être conseillée « dans la période d'atonie, dans la phase d'élimination de la dysenterie gangreneuse, dans la période avancée des diarrhées » (Barrallier, *Nouveau Dictionnaire de médecine et de chirurgie*).

Comme tonique, cette substance ne doit pas être employée dans la période aiguë des maladies, mais dans les convalescences longues et difficiles, alors que la débilité est extrême, que les forces sont épuisées, son action est rapide et certaine.

Observation I (1). — Mme P..., quarante ans. Métrite aiguë. Abcès péri-utérin consécutif. Cet abcès vient faire saillie dans le bas-ventre à deux travers de doigt au-dessous de l'ombilic. Ouverture de cet abcès en présence du docteur Depaul. Suppuration abondante qui a duré plus d'un mois.

La malade, qui s'était soutenue jusqu'à l'ouverture de l'abcès, voit, deux ou trois jours après l'écoulement du pus, ses forces diminuer rapidement. Pas de fièvre, appétit nul, pas ou peu de garde-robes, syncopes fréquentes ; les urines sont rares, difficiles à émettre ; la miction laisse après elle une douleur sur tout le trajet de l'urèthre. On donne des préparations solubles de fer, du quinquina, de la gentiane. Rien ne fait, la malade dépérit tous les jours ; le quinzième jour après l'ouverture de l'abcès, état fébrile léger le soir, vers les huit heures ; une nuit très agitée. Le sulfate de quinine n'est toléré d'aucune façon.

Au commencement de la troisième semaine, on donne la quassine, 25 milligrammes en une pilule avant le potage du matin, qui est gardé. Depuis ce jour, tous les jours une pilule de même dose avant chaque repas. Dès la quatrième semaine, la convalescence devient franche, les garde-robes se rétablissent, la miction s'opère facilement, abondamment, sans peine et sans douleur. Huit jours après la prise de la première pilule, la malade peut s'étendre sur une chaise longue. La guérison vient rapidement et la malade, dont l'appétit est franc et très prononcé, part pour la campagne.

Observation II. — Mme P..., vingt-cinq ans, rue Turbigo, atteinte, il y a trois mois, de rhumatismes musculaires qui l'ont mise dans un état de faiblesse inquiétant. Depuis dix jours, la fièvre est tombée. La malade est d'une maigreur incroyable, la peau du sacrum s'est ulcérée, malgré toutes les précautions ; inappétence absolue, constipation opi-

(1) Dans toutes ces observations. recueillies par Campardon, c'est la *quassine amorphe* qui a été ordonnée.

niâtre, vomit une partie de ses aliments, a vomi les eaux amères pur-
gatives qu'elle prenait d'habitude en état de santé. Ce qui la désespère,
c'est qu'aucun aliment ne peut passer ; deux heures après l'ingestion d'un
simple bouillon, elle a sa crise, elle souffre dans tout le ventre et la
douleur est assez intense pour lui arracher des larmes ; l'intestin se
gonfle, forme des bosses sous la peau, *il se noue*, dit-elle ; rien ne la
soulage, ni le chloral ni les injections de morphine ; de trois heures et
demie à quatre heures après l'ingestion d'un bouillon, cette douleur
diminue, puis disparaît, pour revenir deux heures après l'ingestion
d'un nouveau potage. Elle en arrive à refuser toute alimentation. On
donne des lavements avec la peptone : une demi-heure après ce lavement (qui contenait du laudanum), nouvelle crise ; la malade s'évanouit
pendant ma visite. Je me décide à employer la quassine, avant le potage
du soir, je fais donner une pilule de 3 centigrammes : deux heures
après son ingestion, élevures, bosselures et contractures de l'intestin,
douleurs bien moins vives ; sommeil une partie de la nuit. Le lendemain, pilule de même dose avant chacun des potages, auxquels je fais
ajouter du jus de viande. Bosselures de l'intestin, borborygmes, mais à
peine de douleurs, plus de vomissements, les fonctions sont redevenues
normales. La convalescence marche rapidement, et, huit jours après la
première pilule de quassine, les aliments les plus variés étaient digérés,
les forces revenaient, et je pus bientôt quitter la malade.

Observation III. — Mme B..., vingt-cinq ans, rue Charlot. Grosse de
cinq mois pour la seconde fois en quatre ans. A sa première grossesse,
les vomissements, vers le troisième mois, durèrent jusqu'au huitième
mois, sans avoir pu être enrayés par quoi que ce fût. Cette fois, les
vomissements apparaissent à la même époque qu'à la première grossesse ; la malade est pâle et faible ; inappétence absolue, constipation
opiniâtre, besoins fréquents d'uriner, quelques gouttes seulement ; sen-
timent de cuisson à l'entrée de l'urèthre ; pas de fièvre. L'utérus ne
présente rien d'anormal ; quelques grosses varices à la face externe des
grandes lèvres. Pas d'enflure des malléoles ou des pieds.

Une heure après chaque repas, elle vomit après quelques légers
efforts ce qu'elle vient de prendre, ne vomit jamais en dehors des
heures de la digestion.

Avant chaque repas, 25 milligrammes de quassine les huit premiers
jours, 5 centigrammes à partir du neuvième jour ; continuer l'eau de
Vichy. Les trois premiers jours, malaise, envies fréquentes de vomir,
sans effet ; dès le quatrième jour, ne vomit plus qu'une fois par jour ;
la seconde semaine, n'a vomi que trois repas ; plus de vomissements à
partir de la troisième semaine. A pris le médicament jusqu'au sixième
mois et demi. Toutes les semaines, elle cessait deux jours.

Maladies du foie, coliques hépatiques.

La quassine s'est montrée extrêmement utile, comme régulateur des fonctions hépatiques, soit employée seule, soit employée comme adjuvant des autres procédés thérapeutiques.

Observation IV. — Mme S..., rue Taylor, soixante ans. D'apparence forte et robuste : malade depuis deux ans, dit-elle ; elle a suivi plusieurs traitements pour une affection du foie ; depuis deux mois surtout, est gravement malade à la campagne où elle habite. Je la vois, à son arrivée à Paris, dans l'état suivant :

Ictère général : elle est jaune foncé, presque acajou, le blanc de l'œil est jaune ; pas de garde-robes, même avec des lavements ; quand, une fois par hasard, le lavement ramène quelques matières, elles sont grises. Dans l'urine, l'analyse constate la présence de tous les éléments constitutifs de la bile ; pas de fièvre, pouls lent des ictériques, 64-66 ; elle ne prend que des potages, qu'elle rend une heure ou deux après leur ingestion ; pendant le temps qui s'écoule entre l'ingestion du potage et le moment où elle le rend, agitation fébrile, légère chaleur, le pouls monte jusqu'à 70, la tête est douloureuse ; puis, le vomissement ayant eu lieu, tout rentre dans l'ordre. Le foie déborde de deux travers de doigt les fausses côtes, la percussion de cette région est douloureuse sans élasticité.

Prescription. — Petits fragments de glace, toutes les demi-heures, dans une cuillerée à café de bouillon bien dégraissé. Nausées. Le soir, profitant de ce que les vomissements n'ont pas paru de la journée, je fais donner une première pilule de 25 milligrammes de quassine avec un glaçon.

Le lendemain matin, pas de vomissement ; quassine matin et soir (25 milligrammes chaque fois). Le soir, la malade, se sentant mieux, veut prendre du lait, les vomissements reparaissent.

A ma visite du lendemain, j'ordonne la potion de Rivière, qui est continuée pendant deux jours ; pendant ces deux jours, le bouillon, pris par cuillerées, est supporté très péniblement.

Le matin du second jour, reprise de la quassine ; une pilule de 25 milligrammes avant le bouillon. Le troisième jour, le bouillon est pris en plus grande quantité sans dégoût. Ce jour-là, deux pilules. Le quatrième jour, garde-robe de matières grises décolorées, noyées dans un flot de bile ; lavement purgatif ; on n'a pas trouvé de calculs dans les selles.

Dès ce moment, en continuant la quassine, la malade peut se nourrir progressivement ; elle part à la campagne et fait usage du médicament pendant deux mois encore, en ayant soin de se reposer un jour par semaine. Je la revois cinq mois après pour une nouvelle crise d'ictère qui, cette fois, n'a que peu de durée.

Observation V. — Mme L..., cinquante ans, rue de Metz, rentière, a des coliques hépatiques depuis deux ans; à la suite de chaque crise, reste pendant huit jours sans aller à la garde-robe. Les lavements purgatifs sont rendus tels quels, ne ramenant que quelques matières grisâtres; les purgations sont vomies. La malade sent bien que la crise aiguë est passée, mais elle éprouve un malaise très grand, de l'inappétence, des nausées, qui lui font penser qu'elle n'est pas guérie.

Depuis que je me suis assuré que la période aiguë de cette crise est réellement passée, je donne 5 centigrammes de quassine avant chaque repas. Dès le second jour, garde-robe abondante de matières grises. Les repas passent sans provoquer de nausées; le troisième jour, deux garde-robes diarrhéiques bilieuses, l'appétit renaît, la coloration jaune diminue. Purgation le sixième jour. La malade se rétablit promptement. Les deux autres crises que j'ai été à même d'observer chez elle ont suivi la même marche et ont été traitées de même.

Observation VI. — M. G..., ancien officier, quarante-cinq ans, rue Bréda. Coliques hépatiques depuis plusieurs années; vient me consulter à la fin d'une crise qui lui a fait garder le lit trois jours. Le malade présente une teinte jaunâtre générale; le blanc des yeux est jaune; toute la région hépatique est douloureuse, pas de fièvre. Il a pris, la veille, une purgation qui n'a produit qu'un effet insignifiant. Quassine, 5 centigrammes avant le repas. Les garde-robes deviennent, dès le second jour, régulières, jaunes, bilieuses. Je ne le revois plus qu'un mois après, parfaitement guéri.

Observation VII. — Giuseppe G..., soixante ans, cuisinier. Depuis un an a eu trois coliques hépatiques; vient me consulter pour la première fois après la troisième crise, qui a duré cinq jours et dont il ne peut se remettre. Teinte jaunâtre subictérique; pas de garde-robes; urine contenant les éléments de la bile; nausées, inappétence absolue. La région du foie est douloureuse à la percussion et donne un son mat. Le foie déborde les fausses côtes de deux travers de doigt.

Traitement. — Eau de Vichy; quassine, 5 centigrammes matin et soir; les garde-robes reviennent, décolorées d'abord, puis normales; dès le troisième jour, l'appétit reparaît au bout de huit jours, la quassine est suspendue; le malade suit pendant trois mois le traitement avec l'eau de Carlsbad transportée; tous les quinze jours, une purgation avec le calomel. Le troisième mois, suspension du traitement, retour à la quassine, que je donne tous les deux mois pendant quinze jours, puis je reviens à l'eau de Carlsbad. Depuis dix-huit mois, il n'y a pas eu de crises nouvelles.

Applications de la quassine aux affections de l'appareil uropoiétique.

Chaque fois qu'il y aura parésie de la vessie ou qu'il s'agira d'expulser un calcul engagé soit dans l'uretère, soit dans l'urèthre, qu'il y aura perversion des contractions normales de la vessie, la quassine sera indiquée et rendra de prompts et utiles services.

Observation VIII. — M. J..., soixante-quatorze ans, rue Thévenot, souffre depuis longtemps d'une affection de vessie. Il était affecté d'hématurie intense et de souffrances vives du côté du col. L'ergotine et le sulfate de quinine ont été employés inutilement. On prescrit la quassine de la manière suivante :

1er *jour.* 6 centigrammes en deux fois. Les besoins d'uriner ont été moins fréquents, mais la douleur persiste pendant la miction.

2o *jour.* 10 centigrammes en deux fois. On constate la même amélioration du côté du nombre de besoins ; de plus, le douleur a beaucoup diminué.

3o *jour* et jours suivants. La dose de 10 centigrammes est continuée. L'amélioration s'accentue, mais l'urine est toujours colorée par le sang. On administre alors concurremment avec la quassine l'eau de Léchelle et l'ergotine, et, au bout de dix-huit jours de ce traitement combiné, les urines deviennent claires.

Observation IX. — Mme D..., boulevard Saint-Martin, atteinte d'un catarrhe de vessie, éprouve de vives douleurs au col pendant la miction ; elle éprouve des envies fréquentes. Cette malade est mise à la quassine à la dose de 4 centigrammes par jour, et, sous l'action de ce traitement pendant quinze jours, les étreintes et tous les phénomènes douloureux ont cessé.

Ces observations, choisies en très grand nombre, montrent que si l'action de la quassine est impuissante contre les phénomènes inflammatoires, elle est très nette sur les fibres lisses ; aussi, a-t-on eu l'idée d'en appliquer les effets au traitement de l'incontinence d'urine :

Incontinence d'urine.

La quassine s'est montrée un médicament d'une valeur inespérée contre cette affection si désagréable et si rebelle.

Observation X. — Mlle F..., quatorze ans, lymphatique, mais grande, bien faite et réglée depuis un an. Depuis son enfance, cet enfant, malgré tous les essais qui ont pu être tentés pour la guérir, pisse au lit régulièrement, et, comme cela s'observe souvent, il y a urination inconsciente, même dans la journée, si la jeune fille n'obéit pas immédiatement aux besoins qu'elle éprouve. Cette incontinence se complique de spasmes du col, car si la miction est facile quand elle est inconsciente, elle est extrêmement pénible lorsque le sujet veut se satisfaire volontairement, même lorsque la vessie est pleine. Tout a été tenté : drogues, électricité, hydrothérapie, mais inutilement.

L'enfant est soumise au traitement par la quassine, à raison de 4 centigrammes avant chaque repas, soit 8 centigrammes par jour. Le résultat fut remarquable ; dès le soir du quatrième jour, c'est-à-dire après une absorption totale de 38 centigrammes de quassine, la malade put uriner normalement et sans peine, et, depuis ce temps, il n'y eut plus d'incontinence.

Observation XI. — Mlle M..., trente-huit ans, chétive et scrofuleuse, atteinte d'incontinence d'urine, nocturne et souvent diurne. On lui administre 2 centigrammes de quassine avant le déjeuner et autant avant le dîner. Ce traitement, continué pendant huit jours, suffit pour amener la ténacité des fibres du col de la vessie et arrêter les accidents.

Coliques néphrétiques, gravelle.

Observation XII. — Mme V..., rue de Chabrol, quarante-cinq ans, fortement constituée. Première crise de colique néphrétique en août 1881. Cette crise, une fois passée, la malade est mise au régime et le suit cinq mois. Les travaux de janvier lui font suspendre ce régime ; deuxième crise en février ; se refuse à prendre tout traitement. En juillet dernier, nouvelle crise, qui dure trois jours, puis les violentes douleurs cessent ; mais si, sur le trajet de l'uretère, la douleur ne se trouve plus, la région sus-pubienne est restée très sensible ; l'urine ne vient que difficilement et par gouttes ; les besoins sont fréquents. La quassine est donnée ; 5 centigrammes avant chaque repas ; dès le lendemain, un calcul de gravelle phosphatique est rendu, suivi d'une grande quantité de sable.

Observation XIII. — M. B... vient me consulter pour des douleurs qu'il éprouve en urinant. Il a eu, il y a un mois, de très fortes coliques, avec vomissements, a gardé le lit une journée. Depuis cette époque, il sent de la gêne en urinant ; la miction ne se fait que par gouttes, péniblement et avec douleur ; l'urine, examinée, présente un sédiment très abondant de gravelles, de petits graviers ou fragments de graviers.

Quassine : 5 centigrammes avant chaque repas ; dès le troisième jour, la miction se fait dans des conditions normales et le malade rend une quantité assez considérable de graviers uriques.

En résumé, on voit, par la lecture de ces observations, que, en raison de la prédominance de son action sur les fibres lisses, la quassine est un médicament précieux qui mérite d'être tiré de l'obscurité relative où la pratique l'a laissée jusqu'à présent. Laisser le quassia et son glucoside parmi les toniques amers est une erreur qui ne doit point être prolongée ; mais, pour obtenir de ce médicament actif tous les effets qui peuvent en être retirés, il est nécessaire d'employer un produit pur et défini dont l'action soit régulière et parfaitement physiologique. C'est ce qui est facile, si l'on se sert de la QUASSINE ADRIAN, la seule qui soit préparée par un procédé sûr et qui possède les caractères chimiques qui sont propres aux composés réellement définis et à laquelle ne peuvent être comparés les extraits de quassia plus ou moins concentrés qui se trouvent encore trop souvent dans le commerce sous le nom impropre de quassine.

Nous terminerons ce rapide exposé en insistant sur ce point : *que la quassine n'est point une spécialité, mais une composition chimique qui se trouve dans toutes les pharmacies et qui peut être formulée magistralement par le médecin comme tous les autres médicaments.*

Les médecins trouveront chez tous les pharmaciens, en exigeant le cachet de la **MAISON ADRIAN** :

La **quassine amorphe** et la **quassine cristallisée**.

Ils trouveront également :

Des **pilules dragéifiées de quassine amorphe** dosées à 25 milligrammes.
Des **granules de quassine cristallisée dosés à 2 milli**grammes.

A la condition de les prescrire sous le nom de **dragées de quassine Adrian** et **granules de quassine cristallisée Adrian** ; ils auront ainsi la certitude d'avoir des médicaments régulièrement dosés.

PARIS. — TYPOGRAPHIE A. HENNUYER, RUE DARCET, 7.

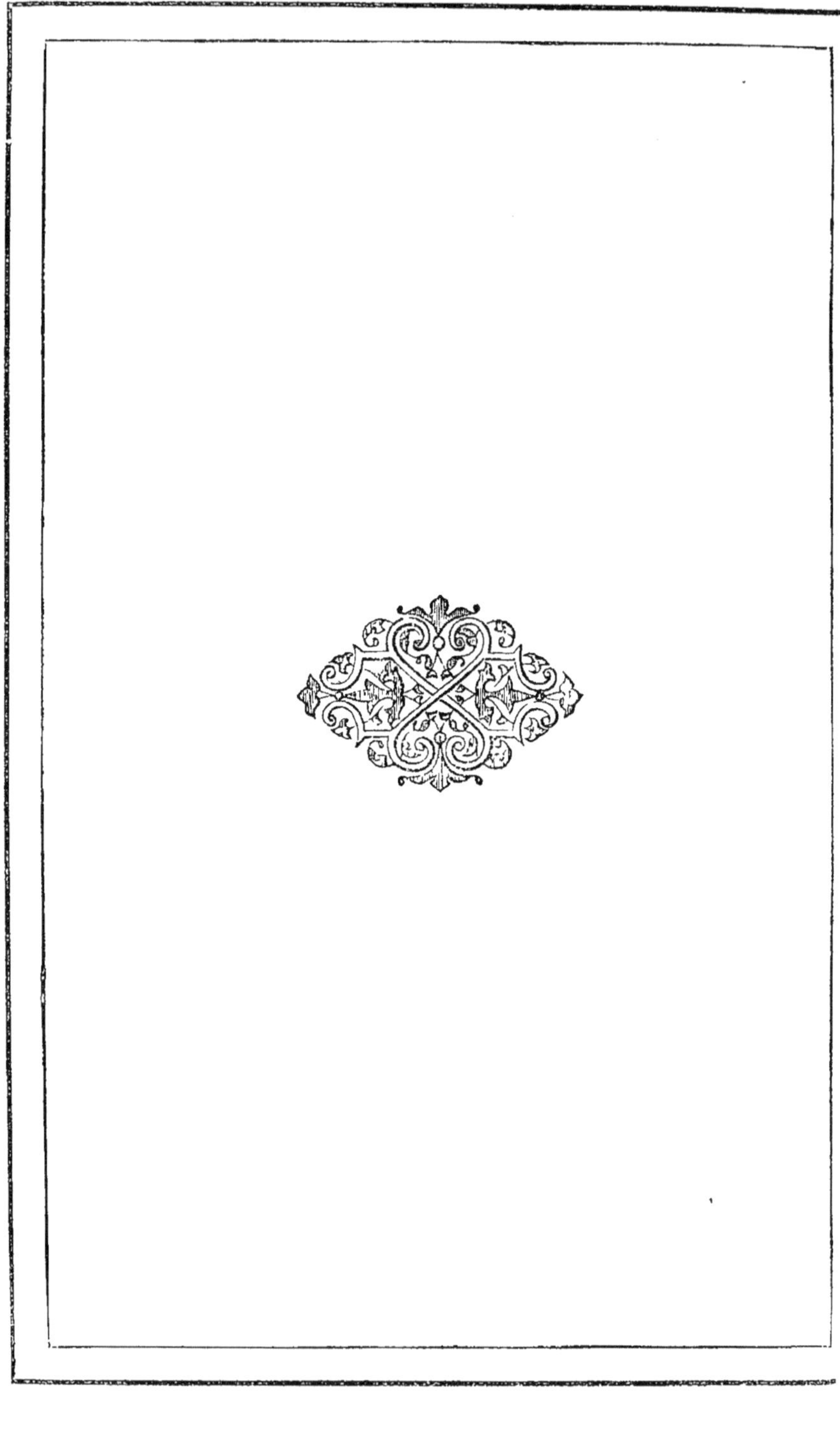